A Isabel Pérez Orozco

Índice

El mariscador furtivo   5-9

El contrabandista   10-21

La cárcel   22-51

La libertad   52-54

Deja de fumar, con el método María Lapiedra   55-85

El mariscador furtivo

De pequeñito, estudié en el mismo colegio que él, y sus hermanos. En aquel centro educativo, no conocía a nadie, y ellos eran mis guardaespaldas, en ningún instante me dejaban quedar sólo, y me defendían de cualquier agresión de una tercera persona, aunque pronto aprendería a protegerme yo sólo. Muchas veces comía en su casa, porque el colegio estaba cerca, y me contaban sus hazañas, o jugábamos al fútbol. Él trabajaba como mariscador furtivo; cuando iban a laborar, embarcaban 3 amigos en cada lancha con hasta cuatro motores de una alta cilindrada; en Cambados llegaron a ser más de 50 planeadoras; normalmente, un guía o contacto se situaba en la punta de San Vicente do Mar (O Grove), o en la parroquia de Aguiño, en Riveira. Llevaban teléfonos vía satélite, es decir, con un circuito cerrado de comunicación, con el que sólo otro móvil de condiciones similares, podría contactarlos. Empezaban el trabajo sobre media noche, y concluían cuando conseguían su botín, o antes de empezar a ponerse el sol. Frecuentaban toda la ría, pero sobre todo faenaban por O Grove, A Illa de Sálvora, Riveira, A Illa de Arousa y Aguiño. Para huir de las autoridades, se escondían entre las bateas, o en zonas rocosas con poco fondo, e incluso subían desde la desembocadura del río Umia (un pequeño río, no navegable), hasta casi llegar a Barrantes (Ribadumia). Los vigilantes más duros eran los de la Isla de Arousa, pero en el Grove no quedaban atrás, al igual que los de Riveira, e incluso llegaron a dispararles en más de una ocasión. En 1986, falleció por disparos un chico; un miércoles al romper la madrugada, salieran al mar una la flota de planeadoras. Según se dijera había cuatro personas al lado de un Seat 127 verde, que les enfocaron con unos reflectores, empezaron a disparar, dijeron «Uno ya está, vamos a por los otros», y se fueron en el coche. A mi primo llegaron a dispararle los vigilantes de alguna cofradía de pescadores, y capturar su lancha, pero todos la iban a socorrer, y al final podía huir. En una jornada laboral, trabajando en el Grove, eran aproximadamente diez embarcaciones, y la dos vigilantes se les ocurrió ir a junto a ellos, diciéndoles que acaban de llamar a la marina, a la guardia autonómica, y civil. Los mariscadores empezaron a pegarles con los remos, y otros utensilios de trabajo. Las víctimas, acabaron con una estancia en el hospital, de más de tres meses, con las costillas, y brazos rotos, junta alguna otra contusión. Una noche de niebla, estaban trabajando en las cercanías de la desembocadura del río Ulla. La bruma existente, les impedía ver, pero se hablaban entre ellos. Les parecía que en esa velada estaban encontrando menos resistencia de lo corriente para efectuar su trabajo. A medida que iba desapareciendo la niebla, mi primo percibió con sus ojos, una de las lanchas que tenían el acometido de vigilar a él, y a otros muchos. Sólo dio tiempo a que sus ideas encendieran los motores, para emprender el veloz regreso a sus tierras de origen.

El contrabandista

Aunque se ganaba mucho dinero con el marisco furtivo, hubo un momento que muchos de los que trabajaban en ese sector, querían ganar más, y se convirtieron en contrabandistas de tabaco. El buque lo obtenían en centro América, y llegaba hasta 40 millas de la entrada de la ría de Arousa; las lanchas grandes lo iban a buscar, y volvían hasta las bateas, donde las planeadoras lo iban a recoger. Más de una noche, se vieron obligados a desplazarse hasta Viana del Castelo, en Portugal.

Cuando empezara a trabajar con el contrabando, fue en el servicio militar; al irse a casa de permiso, volvía con el tabaco que le encargaran los mandos. Por el hecho de vivir en Cambados, pensaban que todos estaban dentro del mercado de los cigarros americanos que no pagaban impuestos. Ya a partir de la segunda estancia en su casa, al volver para el cuartel del servicio militar, se apoderó de una cantidad superior de cigarros, para vendérselo también a los bares de la zona. Estando ya con «a mili» cumplida, comercializaba el tabaco con los bares y los pubs de la comarca donde vivía. Se sentía a gusto con la cartera llena; por las noches disfrutaba de la compañía de algunas jóvenes hermosas que se volvían locas por el dinero, pero no se iban con cualquiera...Y llegó un momento, en el que con una lancha de gran cilindrada, salía hasta la entrada de la ría, a cargar las cajas de tabaco. Pasados unos meses empezaría a pilotar embarcaciones con cuatro motores, y posteriormente con cinco. Cargaban sesenta cajas, porque no cabía ni una más... cobraba por el tabaco descargado, pero el patrón de la embarcación, siempre ganaba algo más. Usualmente, escapaban hacia la desembocadura del río Miño, donde ya le estaban esperando varios hombres con coches y furgonetas para efectuar la descarga. El helicóptero de aduanas iluminaba la ría en busca de lanchas rápidas. Antes de llegar a tierra, muchos ya iban haciendo cuentas de lo que ganarían, e ignoraban que si aparecía la guardia civil, habría que arrojar todo al mar, y abandonar la embarcación corriendo antes de que los cogieran. Tras una descarga, ya en las cercanías del puerto de O Grove y a la Isla de la Toxa... Los motores de una planeadora, se apagaron porque no quedaba gasolina... Sólo pensaron en lo que iban a ganar, y ninguno de los tripulantes se acordó, de que el depósito estuviera lleno de combustible. A partir de ese entonces, siempre llevaban un bidón de gasoil, y el depósito lleno. En una de sus veladas laborales, asemejaba que todo estaba muy tranquilo, y no iba a tener complicación alguna, para seguir la ruta, hacia el "Mirador Do Forno". Se dirigían a Vilanova de Arousa, para realizar la descarga en tierra firme. La niebla empezó a dificultar su visibilidad, de forma que decidieron apagar los motores, entre las piedras y el Islote «Guidoiro», más el de «Rúa. Les pareció escuchar los motores de otra lancha, pero en seguida se acalló el ruido. Pasadas casi dos horas, el ambiente parecía que se quería tornar en una noche con un poco más de claridad. Pero entre las lanchas cargadas de tabaco, y la poca visibilidad existente, apareció una lancha grande, con cinco hombres a bordo, con la pistola en la mano y diciendo «¡Quietos todos! ¡Apaguen los motores! ¡Están detenidos!». Nadie hizo caso de lo que dijo la autoridad, y encendieron los motores de sus embarcaciones, para emprender la huida. Ya en su regreso a Cambados, la embarcación, llegó a la desembocadura del río Umia; hacía muchísimo viento, y los tres tripulantes tuvieron que saltar al agua, para empujar la lancha hasta el arenal de marisqueo, teniendo después que llevar las cajas de tabaco a pie, casi tres kilómetros. A La vuelta de una descarga, quiso ir por el centro de la ría, para que no pudiera seguirle la pista el helicóptero; siguiendo una maniobra de distracción, se adentró entre las bateas. Por el transistor, le decían que estaba saliendo la luz del día, e incluso lo insultaban. Al casi amanecer, navegó hacia tierra, donde vio la lancha de vigilancia junto a una batea. Una noche que fueran a coger el tabaco, al volver de la isla de «Sálvora», dejando ya atrás las Islotes de «Cabeceiro», «Noro», «Curviña», «Herbosa», «Vionta», «Sombrero», y «Cornella», los sorprendió el helicóptero y su potente luz. Se acercaron a la Isla de Arousa, e intentaban despistar la vigilancia aduanera, con maniobras de entre el islote de Areoso, y la citada localidad. La niebla dificultaba la visibilidad, y apenas no se avistaban las bateas, consiguiendo que una de las planeadoras, introdujera la proa debajo de una de estos viveros flotantes. Lograron abandonar el obstáculo que se le apareció accidentalmente, y avanzar hasta «O Cavadelo», donde pudieron descargar el tabaco con la ayuda de los vecinos. Otra de sus noches como fugitivo, cuando ya había dejado atrás el Islote de «Guidoiro Pedregoso», y al fondo quedaba la sierra del Barbanza, donde sobresalía el Monte de la Curota, atravesó las playas de «O Vao», «Riasón», «Aquillón», «Camaxiñas», «Salinas» y «Xastelas»; cruzó el puente, y giró a babor. Al fondo, en el norte de la Isla, aun se podía percibir de lejos el puerto do «Xufre». Ya a la altura de Piedra Cabalgada, se camufló entre las rocas. Una noche de San Juan, después de cargar el tabaco, se dirigían hacia la Isla de Arousa, para realizar la descarga en tierra firme. A La hora de tener que huir, mi primo se sentía cómodo en la Isla de Arousa. El Faro de «Punta Cabalo», estaba rodeado por las rocas. Al seguir navegando, penetraba en la Playa de «Escarregadoira».; ya en la Playa de «Aréa Secada», en seguida podía llegar a los islotes de «Areoso» y «Pedregoso»; también le gustaba dirigirse «A Punta Espiñeira», siguiendo el recorrido por «A Punta Prado do Mar», y llegaba a la desembocadura del río Umia, con sus enormes bancos de marisqueo y lagunas. En muchas ocasiones, se dirigió frente a las Islas «Indesira» Este y Oeste; incluso llegaba a la Marisma de «O Bao», donde se producía la simbiosis entre el mar abierto y la costa interior. Cruzando la playa de la lanzada, pasando por las playas «Paxareiras», «Aréa da Cruz» y «Espiño». Llegaba a San Vicente do Mar, y se adentraba en Pedras Negras, con todas sus rocas más acantilados.

Normalmente, tanto mi primo como sus amigos, no tenían reparo alguno en mostrar su nivel adquisitivo. Estuve con él muchos días, y no era necesario limpiar la cocina de su casa. Llegaban a un club, negociaban con el encargado, y pagaban una cantidad enorme por cerrar la puerta al público ese día. De ese modo, lo que ganaban en una noche de trabajo, lo gastaban en un fin de semana. Siempre me lo encontraba en una céntrica discoteca de Cambados. Allí él pagaba siempre las rondas de mis amigos y mías, hasta podía invitar a alguna chica que me gustase, sí se lo pedía a él. A pesar de que siempre le aconsejaba, ir a algún bar donde las copas fueran más baratas, no parecía en ningún momento que su economía se resintiera. Antes de volverme con mis colegas, siempre me preguntaba si me hacía falta dinero. Llegaría un momento, en el que mis cofrades lo consideraban uno más del grupo. Incluso me llegó a ofrecer un puesto de trabajo como guía, donde ganaría bastante dinero, pero por miedo, o por lo que fuera, prefería seguir trabajando como camarero.

Un día por la tarde, él se ofreció a llevarme a mi casa en su coche, aunque me dijo que primero tenía que la ir a la escalinata que había al lado. Cuando paró su bólido, se acercaron dos hombres, y le preguntaron señalándome con sus ojos al mismo tiempo que mostraban seriedad en su rostro «¿Quién es ese niño?», a lo que él enseguida contestó «No tenéis porque preocuparos, es mi primo pequeño, y lo voy a llevar la casa. El kilo está en el maletero, marcado con un dólar». Al término de la breve tertulia, me llevó a mi morada, y yo cómo un crio inocente, no me enteré de nada; lo haría pasado más de un lustro, porque aquella escena quedó grabada en mi cabeza.

La cárcel

La ambición para mantener sus poco económicos hábitos, condujo a mi primo, a un furgón de la policía, deteniéndose delante de la puerta de los juzgados; caminó hacia la parte trasera de la furgoneta, con las esposas puestas, acompañándole dos agentes. Ya dentro del coche, había también un hombre que por su apariencia física, parecía ser del este europeo, más varios marroquíes, junto a algunos gitanos. Con sólo mirarlos a los ojos, imaginó que los magrebíes más los gitanos, participaran en un robo, o pequeño delito; el hombre del oriente de Europa, estaría condenado, por robo a mano armada, o una estafa con tarjetas de crédito, o quizá era el guardacostas de algún magnate, que protagonizó un sangriento ajuste de cuentas.

Aparte de los otros presos, en el coche policial, sólo se apreciaba el suelo, porque las ventanillas eran diminutas, y estaban completamente cerradas por su blindaje. Después de sentir los motores aproximadamente 50 minutos, el coche se paró. Pocos segundos después, se corrió la puerta, cuando uno de los agentes gritó «¡Venga, bajar de una puta vez!» Cuando bajaban del coche los marroquíes, escuchó como uno de los que lo custodiaban comentaba «¡¡¡Vaya invasión de mierda que nos trae el mar por Melilla!!!», y el chófer, su compañero, dirigió la mirada hacia él, moviendo la cabeza de arriba abajo, dándole la razón. Entregó su ropa, y pasó por el detector de metales. Viéndose al lado de los tripulantes de la patera, y bajo las cámaras de vigilancia, por unos segundos se sintió importante, por el hecho de que su historia, moviera una pequeña cantidad de millones de pesetas; pero enseguida despertó del sueño, para ver la cruda realidad, y darse cuenta que todos estaban en prisión por ser delincuentes. Subieron a la primera planta, para adentrarse cada dos de ellos en una celda; a él le tocaría compartir su nuevo hogar, con el habitante de los Montes Urales. Le dijeron cómo estaba repartida la cárcel, y que recientemente se reforzará el perímetro exterior con muros. Por una parte de las celdas, se comunicaban todos los módulos. Hacia su interior, te encontrabas un pequeño gimnasio, un salón de estudio, junto a una sala de actividades. La capilla, más la biblioteca, estaban hacia el lateral izquierdo. Al fondo había un gimnasio, la cancha de fútbol, junto a la de básquet; al lado estaba la enfermería. Ese centro penitenciario tenía hombres internos, y mujeres. De los catorce módulos, tres estaban destinados a las mujeres; el resto estaban ocupados por hombres. Por supuesto, a los módulos de hombres no accedían las internas, a no ser, los encargados de la biblioteca, o del "economato" (un pequeño supermercado, que abría al bajar los internos al patio, a primera hora de la mañana, y primera de la tarde. El encargado, tenía que contar con la confianza de los funcionarios. Allí se vendía café y bebidas calientes, colas, bebidas frías sin alcohol, bollos, embutidos, cartones de teléfono, más algunos productos de higiene). Los módulos de las mujeres estaban vigilados por funcionarias. Las celdas de los módulos de hombres y mujeres, estaban separadas por jardines, a través de los cuales, siempre se podía intercambiar una mirada. En ocasiones en el «polideportivo», coincidían ambos sexos, pero realizando actividades diferentes. El salón de actos, daba juego a que durante la proyección de una película, alguien se colase entre las butacas, para realizar una visita íntima de cortesía... Las aulas donde se impartían los cursos, eran mixtas. Durante el descanso que había entre clase y clase, además del cigarro, o el café, aprovechando un descuido del funcionario o del maestro, las parejas aparecían en los lavabos.

Cada centro penitenciario tenía sus propias reglas, pero existían unos parámetros generales, que variaban, dependiendo de múltiples causas. Los familiares y amigos podían traerte algunos productos. Por ejemplo, en las comunicaciones por cristal (los fines de semana), en las visitas del abogado, o el propio interno de regreso de un permiso. Algunos objetos se consideraban prohibidos, y otros no. Que nunca te lleven alimentos como huevos, lácteos, embutidos, carnes, o verduras, frutas, y hortalizas; los internos no disponen de frigorífico. Ni productos de higiene o perfumería que tengan envases oscuros, ni cualquier tipo de frasco, bote o recipiente cerrado, que pueda esconder sustancias prohibidas. Lo mismo ocurría con los televisores, equipos de música, ordenadores más mecanismos informáticos. De igual modo, no se permitía introducir objetos que se podían utilizar como arma. Sucedía también con la ropa de colores oscuros (azul y negro), porque podía confundirse con la de los funcionarios. Las primeras visitas de mi primo, sólo se realizaban los sábados y domingos, en una cabina individual, en la que un grueso cristal, lo separaba del exterior. En ellas, acudían hasta cuatro de sus familiares, y las celdas estaban adaptadas. Había una mesa, con sillas. En las visitas íntimas, se comunicaba con su pareja, en celdas con cama, mesa, sillas y baño.

Las autorizaciones de salida, preparaban al interno para adaptarse a la vida en libertad. El permiso común, era para lograr la reinserción a la vida social. Era de carácter opcional, la junta de tratamiento del centro, o el juzgado de vigilancia penitenciaria, te lo concedía, según diferentes elementos. Otros, de carácter extraordinario, se concedían por la muerte de un familiar, una enfermedad muy grave, etc. Siempre bajo medidas de seguridad, establecidas por la administración penitenciaria o el juzgado de vigilancia. Una vez cumplida una cuarta parte de la condena, se podía solicitar estas aprobaciones establecidas por la junta de tratamiento del centro, o los juzgados. Para disfrutar de estas salidas, debes tener una buena conducta, y carecer de conflictos dentro de la prisión, o tenerlos cancelados. Aparte de esto, la junta valora que el interno acudiera a cursos en el centro, estudiara, y no consumiera drogas; un poco más avanzada su condena, mi primo se dirigió al director del centro, solicitando un permiso, que no siempre te lo conceden. El centro emite un informe, y la junta de tratamiento decide; las aprobaciones suelen ser de seis días, aunque las primeras que te conceden, pueden ser de menos; siempre en caso de que lo otorgue el juzgado de vigilancia penitenciaria. Cuando te lo deniegan, probablemente ocurre porque son las primeras solicitudes que haces, y el centro te lo comunica por escrito, argumentando los motivos por los que se te denegó. Puedes recurrir hasta en tres ocasiones ante el juez de vigilancia penitenciaria. Pero quizá tarden hasta dos meses en responderte, dado a la maldita burocracia. Trata siempre de trabajar y estudiar, porque influye muchísimo para que elaboren un buen informe sobre tu conducta. Una vez regresas a disfrutar de la libertad por unos días, no seas idiota, y no te saltes la ley.

Cada cárcel, cuenta con un salón de actos, un cine, el escenario de teatro, conciertos, discursos, la capilla, las aulas educativas, las oficinas, una pequeña habitación de proyección, y la biblioteca, donde se prestan los libros, así como el reparto de la prensa por los diferentes módulos, incluidos los de mujeres. Mi primo vía frecuentemente por el centro, a una mujer de formas redondeadas, con un culo aceptable, y generosos pechos. No era una belleza para cegar, y...su marido era funcionario. A la esposa de un funcionario, sólo podrás vela entrar recién duchada, y no perder de vista sus movimientos al andar. En una ocasión, esta mujer entró sola en la biblioteca. Llamó a mi primo interesándose por un título...Fue solamente observar el rostro de mi pariente, para indicarle que la acompañara a mostrarle más libros similares. Cerró la «garita» donde estaban, ascendieron las escaleras, y penetraron en el salón de actos, donde apagaron las luces del escenario, para que nadie los viese. Pensaban que allí podía entrar cualquiera, así que se dirigieron a la capilla, donde todos los domingos se albergaban un gran número de internos. Ella se puso de rodillas, mientras, su mano sujetaba de su pene. Una de las garras de mi familiar, se posó sobre el culo de ella, mientras la otra paseaba por delante de sus pechos, hasta incluirse entre ellos. También durante la proyección de una película, la exhibición de una obra de teatro o algún concierto, se producían algunos tocamientos con alguna interna, y poco más; todo eso, aprovechando la oscuridad. Además, los presos se enviaban notas, de unos a otros. Bastaba con que alguien pasara por donde se encontraba el encarcelado con lo que te querías comunicar, también con las mujeres, tanto en las aulas escolares, como en la misa... Como mi primo era bibliotecario, entregaba los mensajes de hombres a mujeres. Él tenía conciencia de que alguna presidiaria se informaba con varios presos para pedirles tabaco, tarjetas telefónicas, dinero, o incluso droga. En todo ese tiempo, que la justicia le privó de tener relaciones sexuales, enviaba mensajes a alguna chica, para que saliera de su clase hacia los lavabos, y que allí le ofreciera sus servicios sexuales.

En los módulos tradicionales los internos realizaban los estudios, los cursos, etc. Antes, las personas privadas de libertad, sólo residían en los módulos de aislamiento. Los módulos de respeto, tenían una serie de normas, y si no las cumplías, serías expulsado. Para acceder a estos lugares, los internos firmaban un contrato, en el que se comprometían a cumplir las normas; sólo te admitían con la condición de que se cumpliesen las garantías. Allí hay cierto grado de autogobierno, además, también se concede una visita trimestral a la familia, en la que se les permite entrar y compartir unas horas con los internos. A La hora de la concesión de los permisos, los módulos de respeto están mejor vistos, y por tanto, la junta de tratamiento apostará por ellos. Pero, no todo son ventajas...allí debes cuidar tu aspecto, más utilizar el vestuario adecuado. Sólo puedes fumar en el patio, o en tu celda, si a tu compañero no le molesta. El cuarto permanecerá siempre abierto, pero para acceder a cambiarse de ropa, o ducharse, tienes que pedir permiso al funcionario; no podrás acudir a la celda de un compañero sin su permiso. Al oír la señal de los altavoces por la mañana, hay que levantarse de inmediato, mas ordenarás correctamente tu calabozo. Saluda siempre, y ten respeto, para hacer uso del comedor, el teléfono, y el «economato». En las celdas, no hagas reuniones, charlas, juegos, y menos aún, en días festivos. No se te ocurra entrar al comedor en camiseta de tirantes o sin mangas, en bermudas, o pantalón corto, o en sandalias sin calcetines, y por supuesto, no vayas sin ducharte. Es obligatorio permanecer en el comedor, hasta que el funcionario lo autorice. Los responsables de cada grupo suelen ser los «chivatos» de los funcionarios. Estos trabajadores del centro, se valen de estos presos para obtener la información para completar los informes. Se controla las horas que permaneces en el patio, y si alguien cometiera una falta, el grupo pagaría por eso.

En su primera mañana en la cárcel, se despertó cuando el funcionario de la prisión, abría la puerta de su celda, para hacer el recuento de los presos. Al bajar de su litera, resbaló y a punto estuvo de precipitarse enzima del ruso, que estiró sus brazos para que no lo golpeara, así que se desplomó contra el suelo. En seguida se levantó, para conseguir que su puño derecho chocara con ese individuo; el agredido quedó un segundo ligeramente mareado, tiempo que aprovechó para empujarlo, desplazándolo dos pasos hacia atrás, golpeándose este contra la ventana. Se vieron envueltos en un rifirrafe, en la que ambos repartían violencia, mientras el funcionario gritaba «¡Hay pelea! ¡Hay pelea!». Ese guardia, se limitó a ver la función de lucha libre, sin pronunciar ni una sola palabra más, hasta el momento que aparecieron tres de sus compañeros, que los separaron la ostias y con las porras. Se apreciaba que aquel cachalote, tenía algo deshecho el brazo, aparentemente estaba roto. Los oficiales, le ordenaron irse hacia el corredor, junta a los demás reos, para así poder hacer el control. Al acabar el recuento de los presidiarios, y uno de los vigilantes le pidió que recogiera su ropa, porque se lo llevarían a otra celda. Cuando salía del calabozo, el hombre lesionado, le rumoreó al oído «Te voy a matar». Al ir caminando, custodiado por la asistencia, vio a un vecino del que ya hacía más de dos años que no sabía nada, se paró y le comentó «Carallo Luis, hace mucho tiempo que no sé nada de ti. ¿Qué ibas a comprar con el dinero de la cartera que le robaste la aquellos turistas?», y él le devolvió la palabra haciéndole saber «Joder...aún me quedan 12 meses aquí dentro, para acabar de pagar esa puta deuda». Al llegar a la que iba a ser su flamante guarida, vino otro agente, que le dijo «Ven, te llaman». Una vez dentro de aquella sala, le pidieron que sentara. Pudo ver al lado de donde estaba sentado, unas fichas caídas en el suelo; le pareció distinguir la foto de la víctima de su puño, pensó que tuvo mala fortuna con aquel cachalote; fuera militar en la ex Unión Soviética, y antes de entrar en prisión, guardia de seguridad personal. Le dejaron hacer su primera llamada telefónica, y se pensó si llamar a su casa, o a su novia. La joven que era su amante, estaba completamente enamorada de él, era enfermera, e iba siempre con su novio, cuando este así se lo pidiera. Al ella contestar ella al teléfono, y él pedirle ropa más dinero, pronunció unos cuantos adjetivos malsonantes. Al acabar la conferencia, mi primo se dirigió hacia el «economato», porque vio allí la alguna gente fumando, y fue a pedirles un cigarro.

Estando en la prisión, a mi primo se le aparecerían problemas para conciliar el sueño, obstáculos en la visión, la audición, el gusto, o el olfato. Su ansiedad creció, más el conformismo aumentó, al igual que la indefensión, o la dependencia. Para adaptarse, tuvo que adoptar estrategias de supervivencia. Al pensar en la razón, que le envió la prisión, se daba cuenta que no valió la pena hacer algo así. Si estás encarcelado, no llores, ni muestres tus miedos o vulnerabilidades en público. Hacer eso te convertirá rápidamente en blanco de otros prisioneros. Aprende a jugar a las cartas, con otros hombres o tú sólo. Juega al ajedrez, mejora tu nivel de baloncesto. Si ves algo ilegal, márchate y olvídate de eso. El que te consideren como confesor, puede traerte consecuencias en el futuro. Es mejor meterte en una pelea, aunque pierdas; golpéale tú siempre antes de que él lo haga; tú reputación allí dentro, es muy importante. Mantén siempre la boca cerrada y no cuentes a nadie tu vida personal. Las noches serán lo peor, pero intenta callar el ruido con una almohada para que nadie te sienta «llorar». Con un buen comportamiento, te liberarán antes; respeta siempre a los empleados de la prisión, porque faltarles al respeto, hará que tus problemas sean peores, aunque tampoco seas demasiado amistoso. Cuando camines, mira siempre al frente.

A los presos que se establecían en huelga de hambre, todos los días tenían que hacerle un seguimiento estrecho. Una mañana, al irse hacia la biblioteca, se le apareció un reo con una parada respiratoria; el día anterior estuvo visitándole su familia, a saber lo que le traerían. A veces había quien se tragaba unos cristales, o se cortaba las venas para salir unos días de la cárcel, y pasarlos en el hospital. Incluso había quien para las celebraciones especiales, elaboraba vino cosecha propia, con la fruta que conseguían en el comedor, o el «economato». También se vendía droga dentro de la prisión, o metadona y ansiolíticos. Los centros penitenciarios, son parte de la realidad de este mundo; lo único que separa al patio de la calle, es un muro. Una tarde, un preso intentó robar a otro, y en seguida se formó un grupo, en el que brillaban las navajas, más los cuchillos. Nadie busca en la cárcel a un amigo para toda la vida, pero se te aparece, porque allí la desconfianza hacia los demás, es algo natural, y debes protegerte; allí dentro domina la ley del más fuerte; se establece una rutina, y por mucho que te sientes a quejarte, haz todo el posible por adaptarte a tu nuevo medio, y no pienses en nada de lo que sucede más allá de los muros que te separan del exterior. Intenta aficionarte a la lectura, y que te envíen libros sobre un tema o carrera en el que estés interesado. Vete al patio de recreo para tomar aire fresco, porque pasar tu tiempo allí, te ayudará a romper la monotonía. Haz flexiones, abdominales o pasarelas en las barras. Juega a las cartas, al ajedrez o a las damas, ya que te permitirá conocer a otros internos. El tiempo en la cárcel es una oportunidad para que puedas afinar tus habilidades, y si no las tuvieras, es el momento perfecto para aprender.

Un día en el comedor, mi primo y sus amigos vieron a un hombre serio, que estaba sentado sólo. Se notaba que tenía buenos modales y que no era un delincuente común. Alrededor de la mesa, eran 6, y este hombre les contó el motivo de estar en la cárcel; cuando volvía de su trabajo para su casa, iba en una moto, a 110 kilómetros por hora; miró a su costado y vio como un desalmado pretendía asaltar a una anciana. Paró la moto, y fue a socorrer a la señora. Este heroico hombre se enzarzó en una pelea con aquel fulano. El ladrón quiso clavarle una navaja al defensor, así que este empezó a destrozar a patadas al asaltante. Finalmente, al llegar la policía, y lo detuvieron a él, por agresión injustificada; a un hombre, que apenas tenía 30 años, y le faltaba un mes para cumplir la su condena, fue asesinado de una puñalada en el patio. Uno de los internos, mientras hablaba con su familia, lo sacaron del teléfono, y alguien se hizo pasar por un funcionario de prisión. Le dijo a su interlocutor, que tenían que cortar la llamada porque ya era tarde; entonces, empezaron a golpearlo.

El director de la prisión, era el que tenía la máxima autoridad. Los subdirectores, se dividían entre las diferentes áreas de trabajo de la cárcel; ahí estaba situado el encargado de controlar el historial de todos los internos. También había un encargado de supervisar los equipos técnicos, y otro que se responsabilizaba de la seguridad allí dentro. Otro delegado, asumía la responsabilidad para que se cumplieran los servicios médicos. Un administrador, dirigía todas las funciones económicas, mientras los funcionarios, controlaban la seguridad dentro del centro, aunque existían diferentes jerarquías (un jefe de servicios, era el responsables de la seguridad y del funcionamiento. El jefe de centro, era un funcionario encargado de coordinar el movimiento de los presos, los partes, los informes, y los registros).

Un día, recorría mi primo los diferentes módulos de la cárcel, para entregarles el libro a quien lo solicitara. Un hombre de Vigo, le pidió un título, sobre la guerra de Rande. Le habló de las armas y del oro que aún permanecían en el fondo de la ría. La Batalla de Rande había sido el 23 de octubre de 1702, y enfrentó a la coalición anglo-holandesa e hispano-francesa. Allí se saldó una importante batalla naval, en las cercanías del que en la actualidad es el Puente de Rande. Los galeones españoles cargados con tesoros procedentes de América, estaban protegidos por los navíos franceses, y entraron en Vigo. Se refugiaron en la ensenada de San Simón. Julio Verne, ya había localizado el escenario, al escribir su novela 20.000 leguas de viaje submarino. Los anglo-holandeses descubrieron el escondite del preciado cargamento, y se prepararon para el choque, en el cual, los españoles se reforzarían con los cañones de los navíos. Los anglo-holandeses, planearon un ataque mediante el cual, conquistarían con tropas de infantería, las defensas de tierra; una vez dominadas, atacarían con su flota. El 23 de octubre comenzó el ataque desembarcando las tropas anglo-holandeses. El oro, plata, y otras riquezas estaba en tres galeones de combate, más catorce comerciales. En menos de diez horas, la batalla estaba ya decidida a favor de los atacantes, quien saquearon «Redondela» y la Isla de San Simón. Varios barcos serían apresados, y un galeón cargado con los tesoros, encalló, y no se localizó nunca. Diversas empresas se interesaron en la búsqueda de ese tesoro, pero nunca encontrarían nada. Finalmente, un grupo de arqueólogos, encontró los galeones hundidos, que se encontraban en Santo Cristo de Maracaibo. La mayor dificultad, era la enorme cantidad de lodo acumulado, ya que allí desembocaban ríos y arroyos. Sabiendo esta historia, un capo, se ofreció a pagar la fianza de dos hombres; a cambio tendrían que volver con el oro y la plata. En caso de que pretendieran ignorar su acometido, serían asesinados por sicarios. Ya fuera de la cárcel, los asalariados se dirigieron con el dinero a comprar los equipos de buceo, pero como hacía casi tres años que no se iban de fiesta, se lo gastaron todo esa misma noche. Tuvieron suerte, y no los mataron, pero a cambio tuvieron que prestarse para transportar droga de Marruecos a España.

La libertad

Estando mi primo ya libre de la condena, fuimos a celebrarlo en un pub de Cambados, y nos bebimos unas cuantas copas, mientras charlábamos. Estando nuestra conversación empezada hacía dos horas, repentinamente, me pidió que no me moviera de aquel lugar, y él salió a la calle a enzarzarse en una pelea que ocupaba una céntrica calle. Pasado un minuto, el alcohol que ya se mostraba sus efectos en mí, me hizo salir en su ayuda. Lo primero que hice, fue a lanzar mi brazo contra un joven que le iba a pegar. En ese justo instante, apareció otro amigo mío, que sin pensárselo, me sujetó para sacarme de aquel follón, pero tuvo tan mala fortuna al meterse en medio, que recibió la respuesta de mi agresión en su cara.

Él me afirmó, que divide su vida en dos ciclos; un antes y un después de la cárcel. Debido a las dificultades que encuentra hoy en día a la hora de buscar empleo, tiene ganas de iniciarse en el mundo del espectáculo, como humorista, pero nunca se decidió a dar el paso definitivo.

Deja de fumar, con el método María Lapiedra

Yo fui uno de esos muchos adolescentes que pensaban que en la vida se debe probar de casi todo. En el primer momento de mi juventud, hubo muchas cosas que nunca debí probar. El tabaco es el que más problemas me ocasiona, a la hora de querer abandonarlo. Ya se dice que «Quien juega con fuego, se acaba quemando», o «La ignorancia mata». Cuando empecé a salir de fiesta con mis amigos, fumaba de vez en cuando, pensaba que era capaz de controlarlo, y que me proporcionaba libertad, más tranquilidad; pasaron ya casi 30 años, me doy cuenta que me convertí en un drogadicto, y ya no soy capaz de disfrutar fumando. Lo más dramático, es que a pesar de ser conocedor de lo anterior, continuo encendiendo la llama en mi interior.

Al dejar de fumar, mucha gente asegura que lo pasó mal, como si fluyera la sangre por su cuerpo buscando la nicotina del tabaco. Pero si continuo haciéndome daño con la enfermedad del tabaquismo, probablemente llegaré a padecer de problemas en el corazón, en los pulmones, o en el cerebro...Fumar no sabe a nada, hasta expulsaré sangre por la boca sí sigo fumando. Al aislarme en mi propia reflexión, soy perfectamente consciente de todos los problemas que puede ocasionar esta adicción, y a pesar de que superé muchos otros problemas de salud, me quedo estancado a la hora de combatir con la ansiedad. Está muy extinguida la frase que dice «Más vale tarde que nunca», pero lamentablemente no es cierto. Si quiero dejar de fumar, lo primero que debo de hacer, es tener siempre presente, las características de mi personalidad, porque no todos tenemos una misma forma de vivir. La vida siempre exige, y estas exigencias nos dicen que debemos aliviarnos del dolor y sufrimiento para conseguir un futuro mejor. Los valores como el respeto, la responsabilidad, o las actitudes con las que afrontamos el destino, se convertirán en una nueva forma de comprender la vida. No se deben buscar motivos para sumergirse en un mundo que no es real, ni inventar los porqués para tener a alguien a quien culpar por lo que nos ocurre. La cabeza del ser humano, no es sólo para peinarse, sino que se tiene que emplear para reflexionar en nuestros actos. Hay que ser personas responsables, y asumir las consecuencias de lo que hacemos con nuestra propia vida.

Leí en un artículo que los primeros cultivos de esta planta, ya existían hace cinco mil o tres mil años antes de Cristo. Cuando Colón llegó a América, fumar era una de las muchas variedades de consumir el tabaco; entre otras, se aspiraba por la nariz (como la cocaína). Los Mayas se lo ofrecían a Chad, su dios de la lluvia. Rodrigo de Jerez y Luis de la Torre, fueron los primeros europeos en conocer su existencia. Colón y Cortés, enviarían semillas de la planta, a la Corte española. Rodrigo, a su vuelta, fue encarcelado por la Inquisición acusado de brujería, ya que sólo el diablo podía dar a un hombre el privilegio de sacar humo por la boca. Médicos más filósofos tratarían de combatir estos malos humos, y el Papa Urbano VIII, lanzó un mensaje contra el uso del tabaco. Hay quien lo atribuyó al declive del Imperio español. Pero aún, hasta el año 1990, no se empezó a hacer mucho caso del efecto nocivo del tabaco para la salud; no se tenía en cuenta su gravedad, o no interesaba. En 1992 se estableció que las empresas que lo comercializaban, cometían delito, si ocultaban al consumidor la información de su contenido. El tabaco es el causante de una de cada 10 muertes en el mundo. Ya en 1995 el gobierno chino restringió la publicidad de esta droga, porque las estadísticas señalaban que pocos años más tarde, el estado no podría afrontar los gastos médicos destinados a los fumadores. Quizá, esos mismos costos, hacen su efecto en la economía española. En España cada año mueren más personas debido al consumo de tabaco, que por los accidentes de tráfico, y el consumo de todas las drogas ilegales. La Organización Mundial de la Salud, intentó prohibir en el año 2001 la publicidad del tabaco en todo el mundo. Aunque se diga que todos tenemos libertad de decisión en nuestras propias vidas, parece ser que en el caso de los poseídos por el tabaquismo, no sucede así. Los que elaboran el tabaco, se aseguran de que haya suficiente nicotina en cada cigarro, para mantener la adicción. Todos los paquetes se empezaron a comercializar con mensajes como: «Fumar mata», «Fumar puede matar» o «Fumar daña gravemente su salud y la de las personas que están a su redor»... quizá, se debería prohibir su venta, y no transmitir mensajes tan profundos que, recuerdan al sambenito que utilizaba la Inquisición, o que le ponía Hitler a los judíos. Las complicaciones derivadas de su consumo, se perciben a largo plazo. La acción continuada de los cigarros sobre el organismo, agrava considerablemente, los problemas cardiovasculares, y los respiratorios. Los alquitranes y otras sustancias que acompañan a la nicotina, son considerados altamente nocivos. El uso en conjunto con el alcohol, aumenta sus daños. La Sociedad Española de Neumología y Cirugía Torácica, hizo especial hincapié en el carácter dañino del tabaquismo. La Organización Mundial de la Salud, apoyó estas medidas. En un comunicado de prensa, publicado en el año 2008, se instaba a los gobiernos a comprometerse con la prevención, incluso, con la prohibición total de la promoción, y su publicidad. En España, según el Comité Nacional para la Prevención del Tabaquismo, se calcula que cada año mueren muchísimas personas, al verse expuestas al humo del tabaco. Por eso, quizá tampoco se debería permitir la presencia del tabaco en el cine, ni en la televisión, en las revistas o en las vallas publicitarias, ya que, su representación genera en los fumadores, encender un cigarro.

Sólo las hojas de esta planta, contienen «ácido málico», «cítrico», «oxálico», «acético», «gálico», «láctico», y «nicotínico»; «pectina», «tanino», «levulosa», «sustancias resinosas», «parafina», «cetona», «fosfatos», «nitratos», «sales de ácidos orgánicos»... Se dice que del cerdo se aprovecha todo, resulta que con el tabaco ocurre algo similar; de la sagrada planta se aprovechan las semillas, las raíces, el tallo, las hojas, las flores...El cigarro, consta de alrededor de 4500 productos químicos, entre ellos destacan la «acetona» (es un ingrediente principal en la pintura, y en el esmalte de uñas), el ácido «acético» (lo contienen los tintes y reveladores de pelo), el ácido «esteárico» (se usa en la cera de verla), el amoniaco (todos conocemos este limpiador típico de la casa), el «arsénico» (se usa en el veneno para las ratas), el «benceno» (está presente en el cemento de goma), el butano (un combustible excesivamente conocido), el «cadmio» (se encuentra en las baterías y pintura de aceite), el «cianuro de hidrógeno» (es un veneno que podemos hallar en el gas), el «cloruro de vinilo» (hablamos de un ingrediente que se ve en los bolsos de la basura), el «fenol» (con él se hacen plásticos), la «hidracina» (se halla en combustibles y los cohetes), el metano (es un gas utilizado cómo combustible), el «metanol» (es un compuesto empleado en los cohetes), el monóxido de carbono (es un veneno que también está presente en el humo de escape de los coches), el «polonio» (tiene un poder de radiación, igual a 300 radiografías de pecho en un año).

La nicotina es la responsable de la adicción, y está presente en la planta, y también en el humo procedente de su combustión. En los cigarros, se encuentra en forma que no se disuelve en la saliva; el fumador se ve más que obligado a inhalar profundamente, y las sustancias dañinas pasan a la sangre. Esta substancia tan aditiva, tiene una vida aproximada de unas dos horas. Después de ese tiempo, el fumador vuelve a tener mayores deseos de fumar. La inhalación de estos malos humos, envía moléculas hasta el cerebro, en tan sólo segundos. Allí halla receptores en las células, y libera unas ondas, que ofrecen una sensación de un fingido bienestar, que en ningún momento existe, con el que se establece con comodidad el placer. El tabaco juega con nosotros, se convierte en nuestro amo, y nosotros como si me los fuéramos estúpidos, cumplimos sus órdenes. En el Reino Unido, se analizó el daño que provocaban algunas de las sustancias del tabaco. En una escala que reflejaba el daño que podía hacer, se comparaba con el alcohol, la heroína, la cocaína, la droga de violación, la metadona, el éxtasis, el cannabis, y la marihuana, entre otras. Al incluirse amoniaco en el tabaco, la nicotina llega al cerebro más rápido, así como los agujeros en los cigarros, permiten a las personas respirar el humo más profundamente en los pulmones. También, el azúcar consigue una experiencia más agradable, especialmente para los fumadores noveles. Muchos fumadores, intentan dejar este veneno, pero sólo un porcentaje minoritario logra abandonarlo, y después de varios intentos. El fracaso, al querer rechazarlo, no es un reflejo de una falta de motivación. El tabaco, es capaz de generar una dependencia entre moderada, y severa en la mayor parte de los casos, comparable a otras drogas como la cocaína o la heroína. Su tratamiento además de la decisión del fumador, puede precisar una terapia específica, y apoyo psicológico. Al dejar de fumar, los receptores de nicotina se desactivan.

Al no seguir matándote cada vez que enciendes un cigarro, muestra especial cuidado, con las situaciones en las que se ve fumar a otra persona, o cuando se bebe una taza de café, y se toman bebidas alcohólicas, así como después de las comidas. El hecho de sentirse decepcionado, herido, resentido, asustado, frustrado, o sólo, no es un motivo para fumar. Al dejarlo, vuestra salud, va a mejorar en múltiples aspectos. Ahorrarás mucho dinero, que se podrá emplear en otras cosas más necesarias, o que realmente te hagan sentir mejor. Pienso que estas medidas no son suficientes, quizá se podía ilegalizar la venta de este veneno, o que quienes lo comercializan, estuvieran obligados a no vender más de una cierta cantidad a cada fumador.

Una estadounidense, le ganó una batalla legal a «Philip Morris». Ella tenía una enfermedad pulmonar que le obligó a vivir permanentemente junto a una botella de oxígeno. La primera denuncia en España por las consecuencias del tabaco, la puso una mujer, por la muerte de cáncer de pulmón de su marido. Ella era la viuda de un fumador de 43 años, que había empezado a fumar a los 14.

Trabajaba como fotógrafo y continuó con la adicción durante décadas; dejó de hechizar su cuerpo con humo dos años antes de morir. Muchos de los que dejan de fumar, lo hacen cuándo saben que el tabaco les hace mucho daño, pero ya es tarde. El letrado de este caso, aseguró que la adicción al tabaco sería diferente, si obligaran a los fumadores, a firmar una renuncia a los daños que puedan sufrir, explicándoles los riesgos que tiene el que hacen.

Al dejar de fumar, vuestro hogar no tendrá ese peculiar olor a tabaco. La familia, y algunos amigos, se alegrarán muchísimo. Cuando se empieza a fumar, por el erróneo motivo que sea, el fumador no encuentra causa alguna para dejar el tabaco, y no nota aún ninguno de los efectos negativos derivados de fumar. Una vez que ya siente la enfermedad, ve la posibilidad de tener que dejarlo, porque asume las consecuencias negativas para su salud. El enfermo, llega un momento que está ya preparándose para dejar pronto el tabaco, e intenta disminuir el número de cigarros fumados al día, o cambiar a una marca con contenido más bajo de alquitrán o nicotina. Generalmente se producen varios intentos antes de lograr el abandono. Después de 1 año de abandonar el tabaco, el riesgo de enfermedad coronaria de un fumador, desciende a la mitad. Al dejar de fumar, vuestra salud va a mejorar en múltiples aspectos. El tabaco causa la muerte de casi 6 millones de personas al año. De seguir esta tendencia, en el 2030 la cifra podría aumentar hasta más de 8 millones anuales. Tres de cada cuatro fumadores quieren dejar de fumar, conscientes de los peligros del consumo de esta misma droga. Pero a la mayoría les resulta difícil abandonar el hábito sin ayuda, y muchos deben recurrir a ella para superar su dependencia. El 90% de los casos del cáncer de pulmón corresponden a fumadores. Un cigarro aumenta la presión sanguínea, y destruye aproximadamente, 25 miligramos de vitamina C. Unos días sin fumar, permiten apreciar mejoras en la capacidad para oler y saborear alimentos, y también a nivel respiratorio.

Para dejar el tabaco, reflexiona acerca de los objetivos que expones, a largo y a corto plazo. También es necesario, dejar los temores al fracaso; lo único que tienes que hacer, es prepararlo todo bien, para afrontar este reto con éxito. Si los objetivos están claramente definidos, y apuntan en buena dirección, será mucho más fácil conseguir el resultado idóneo. Al tener claro a dónde vas a dirigir el trabajo, la correcta coordinación resultará más fácil. De esta forma, te encaminas a la consecución de una serie de fines generales, como la obtención de beneficios para la salud, y también económicos. Se pueden encontrar, una multitud de lugares que nos acercan la posibilidad de relacionarnos socialmente sin humo, fomentando las relaciones personales, favoreciéndonos a nosotros mismos, ya que estando limpios de este veneno, se van a desarrollar mejor nuestras habilidades y capacidades. Los objetivos que pretendamos conseguir al dejar de fumar, tendremos que darnos cuenta de que no son inamovibles, sino que deben variar según cambie la estructura del mundo en el que nos hallamos. Es necesario establecer una tabla de prioridades, viendo el lado positivo y el negativo del tabaquismo. La estrategia a seguir, consistirá en uno conjunto de acciones que permitirán conseguir los objetivos a largo plazo. Afectará al estilo de dirección, a la toma de decisiones, o a los recursos que se encaminan al logro de tus propósitos, además de que te proporcionará una base para establecer las relaciones entre los grupos con los que te relacionas. También puedes estudiar las estrategias que utilizan otros, y a través de ellas, formulas las tuyas. A la hora de definir la táctica, empezaremos precisando el proyecto a un nivel global, y después se establecerá el grado de desarrollo funcional. Todos estos elementos, tienen que apuntar a una misma dirección. Cada uno de los objetivos que anteriormente exponemos, deberán ir encaminados al logro de la estrategia definida previamente. Al encontrarte con una posición mejor, tendrás más ganas de enfrentarte a este reto. Construirás el mejor talante, partiendo de tu identidad, el estilo, o los valores. Así establecerás el camino por el cual vas a continuar en el futuro. Al iniciarse este proyecto, debes de optar con la concentración necesaria. A medida que avanzas, es posible sentir cierto temor al fracaso, todo tiene su riesgo, es decir, la posibilidad de que se produzca algún problema. Párate a pensar, como coño le vas a decir a tus hijos que no fumen cuando se hagan mayores, si tú tienes el cigarro en las manos continuamente. Al tener una vida sin humo, todo son ventajas; si crees que para dejarlo vas a pasar por momentos muy difíciles, piensa en el hospital y en las bombonas de oxígeno. Si estás en tu casa, puedes superar la adicción al tabaco, canjeándolo por una zanahoria. Cuando estás de fiesta por las noches, puedes tener un caramelo, en la boca. ¿Aún no estás cansado o cansada de pasar frío para poder fumar? Quizá estás a gusto como persona, al no poder pagar algunas cosas que se merece tu vida, y prefieres invertir el dinero en comprar tabaco.

Si pretendes reducir el consumo de esta droga, antes de dejarla definitivamente, lo único que vas a conseguir es agudizar tu dependencia. La conciencia que se debe tener, es tan importante, que para comprobarlo, solamente se precisa buscar en Google «dejar de fumar online gratis», «ayuda para dejar de fumar gratis», «hipnosis para dejar de fumar»,; incluso aparecerán muchos resultados buscando «foro de no fumadores».

Escribid en un folio, todas las razones que se os ocurran para dejar vuestra adicción, buscad en enciclopedias, periódicos, o en la red; y por lo contrario, las que os hacen pensar en continuar maltratando vuestros cuerpos. Será un análisis, al cual podéis recurrir cuándo comprobéis que vuestra fuerza de voluntad, presenta debilidad.

En este escrito, aclarad cuál es la finalidad que queréis conseguir, y lo que vais a necesitar en el proceso. Trazad un plan siguiendo la descripción de vuestro esfuerzo, que incluye el retrato de lo que pretendéis conseguir. No te olvides de dejar bien claro, en qué consistirá tu actividad, los objetivos que seguirás, y las estrategias para conseguirlos. Describe también las características, las funciones que veis a vuestro favor, o en vuestra contra. Recopilar todas las notas relativas a los elementos que pueden influir en vosotros, porque tendréis que tenerlos en cuenta para trazar las estrategias. Tras este análisis, y con la información recopilada, podréis describir las fortalezas y debilidades. Haced un plan económico, con las cuentas del amplio abanico de posibilidades que se abren, y podréis disponer de ellas en el futuro. Es un documento que haréis al comenzar vuestro propósito, pero lo seguiréis ampliando y actualizando a medida que progresáis. No seáis demasiado optimistas, aumentando las estimaciones, ni ignorando o restando importancia a las que vosotros creéis que pueden ser las debilidades. No queráis dar la impresión de ser alguien que no sois; debéis ser realistas. Seguir una dieta equilibrada, completa, y variada, te ayudará a conseguir tu propósito. Se trata de 5 comidas a lo largo del día (el desayuno, un almuerzo a media mañana, la comida del mediodía, la merienda, y la cena). No se trata de comer más cantidad, sino que tienes que dividir, los alimentos que vas a comer durante todo el día. Al mismo tiempo, elabora tu propio horario, y es recomendable que agregues ejercicios físicos, y alguna actividad saludable que te guste; recuerda que siempre han de ser a la misma hora. Al levantarte de la cama, comienza el día con una ducha, desayuna sin café, come abundante fruta; para almorzar y cenar utiliza alimentos ligeros y ricos en vitamina B, como abundantes verduras, frutas y cereales. Las comidas muy pesadas, te facilitarán la pérdida de control sobre el tabaco, así que, debes evitarlas. Al término del almorzar, no te sientes a descansar, y haz siempre algo que te guste, para no pensar en el tabaco. Tienes que beber mucha agua, ya que es la mejor manera de eliminar la nicotina de tu organismo. Es muy aconsejable que no tomes café ni alcohol, ya que, ellos fueron tus compañeros de viaje a través del tabaquismo. Se tienes la oportunidad de elegir, procura estar acompañado, de personas que no fuman. Durante los primeros días que dejes de fumar, es normal, notar tendencia a estar de mal humor, o dificultades para concentrarse, insomnio, aumento del apetito... Esos síntomas, no durarán mucho tiempo. Al dejar el tabaco se obtienen muchas ventajas, como que disminuye el riesgo de contraer enfermedades pulmonares, o cáncer. Si consigues dejarlo, se normalizan los niveles de presión sanguínea y el pulso, disminuye el riesgo de ataques al corazón, al igual que la desaparición de la tos, las congestiones, la fatiga y las dificultades respiratorias, el riesgo de cáncer de pulmón, boca, esófago; nuestra circulación, y la función de los pulmones se incrementará. Además, el humo del tabaco favorece a que se tiñan los dientes de amarillo, y produce mal aliento; asimismo el cigarro influye en la aparición de caries, al igual que no construye bien la dentadura. Trae problemas de infertilidad en las mujeres y provoca complicaciones durante el embarazo o el parto. Del mismo modo, afecta la morfología de los espermatozoides, y también provoca envejecimiento prematuro de la piel. Se considera que el tabaco causa varias infecciones de los ojos, o pérdida del oído. Sí los fumadores, quedan dormidos con el cigarro, aparecerán quemaduras, o incluso la muerte, y su precio... puede desequilibrar la economía de cualquiera. Pero sí estas razones, no son suficientes, piensa en que las enfermedades vinculadas al consumo de este cultivo americano, son el mayor problema médico, desde la última década del siglo pasado. El tabaquismo mata más que el sida, la tuberculosis, los accidentes de tránsito, los homicidios y los suicidios. El 50 por ciento de las personas que continúan fumando, van a morir por culpa del tabaco, la otra mitad de ellos perderán muchos años de vida, y los ataques cardíacos serán unas 3 veces más comunes en fumadores. El tabaco, reduce la capacidad pulmonar de captar oxígeno, y expulsar dióxido de carbono. Su consumo, en la mayoría de las veces, deriva en un infarto, que es la muerte celular de un tejido, es decir, las células que mueren no se vuelven a regenerar nunca más, y el daño es permanente. Una parte de tu corazón dejará de funcionar, si puedes seguir viviendo, no será con la misma calidad de vida. A muchos adolescentes les gusta la sensación que sienten cuando fuman. Este sentimiento agradable viene de la nicotina; hay quien piensa que fumar les ayuda a perder peso o mantenerse delgados; si estás preocupado por ganar peso al no fumar, sigue una alimentación correcta, y haz ejercicio. Al dejar de fumar, hay gente que gana peso, sencillamente porque comienzan a comer más. La gente confunde la sensación de la necesidad de nicotina, con el hambre, y come para tratar de que se vaya ese sentimiento incómodo.

Cuantos más malo humos existan en tu cuerpo, más difícil será apagar el incendio. Te vas a dar cuenta, que gastas una auténtica fortuna en matarte. Piensa en todas las otras cosas en que podrías utilizar ese dinero. El problema aparece cuando vemos el peligro, o la sensación de que nos cuesta respirar, o nos duele el pecho... y llega a nuestro cerebro la señal de alarma. Al fumar, lo único que vas a conseguir, es matarte como un gilipollas; sí lo que buscas es sentir algún placer, vete al cuarto de baño, y mastúrbate.

El tabaco se ha convertido en un asesino. Debería impartirse en el colegio, una materia llamada tabaquismo, la cual debería informar de los peligros que conlleva fumar, y como combatirlos.